AF295795

DESCRIPTION

DE LA GALE

ET

DE SON TRAITEMENT;

PAR GIRAUDEAU DE SAINT-GERVAIS,

Docteur-Médecin de la Faculté de Paris, ex-interne des Hôpitaux,
ancien Membre de l'École pratique,
Membre de la Société de Géographie, de la Société de Statistique universelle,
de la Société pour l'Instruction élémentaire,
correspondant de la Société Linnéenne de Bordeaux, Membre de la Société
des Sciences physiques et chimiques de France, etc.

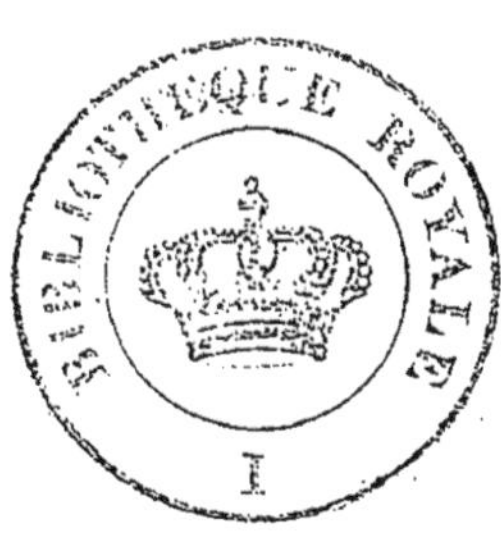

Paris.

GERMER-BAILLIÈRE, LIBRAIRE,
RUE DE L'ÉCOLE-DE-MÉDECINE, 13.

1841.

IMPRIMERIE D'ÉDOUARD PROUX, RUE NEUVE-DES-BONS-ENFANS, 3.

DE LA GALE.

EXTRAIT

DU TRAITÉ DES MALADIES DE LA PEAU;

PAR GIRAUDEAU DE ST.-GERVAIS,

Docteur-Médecin de la Faculté de Paris, ex-interne des Hôpitaux,
ancien membre de l'École pratique,
Membre de la Société de Géographie, de la Société de Statistique universelle,
de la Société pour l'Instruction élémentaire,
Correspondant de la Société Linnéenne de Bordeaux, Membre de la Société
des Sciences physiques et chimiques de France, etc.

GALE SCABIES.

La maladie dont je vais m'occuper est un des sujets les plus fertiles pour le pathologiste qui écrit l'histoire des affections cutanées. Il y a sans doute un intérêt spécial attaché à cet ordre de maladies, et c'est précisément à cause des hideuses richesses qu'il renferme, qu'on se sent si avide d'observations. Mais ce désir d'apprendre reconnaît deux mobiles bien différens. L'homme du monde, à part son égoïsme, voit seulement dans les maladies de la peau les terribles et repoussantes images qui appellent sa curiosité : tandis qu'on peut opposer, à un sentiment si frivole, cet opiniâtre dévoûment du médecin qui a usé sa vie, précisément dans l'étude la plus difficile, et la plus tardive à dispenser les réputations.

Je n'ai pu me défendre de ces réflexions, au moment de tracer l'histoire de la gale. De toutes les maladies qui viennent se traduire sur l'enveloppe du corps, avec tant de symptômes insidieux et bizarres, la gale est une de celles qui, sans contredit, a le plus long-temps fatigué la sagacité des grands maîtres par le secret de sa nature.

C'est ainsi que la gale s'est, en quelque sorte, dérobée à toutes les investigations des nosologistes qui, selon les pays, lui assignaient des noms fort opposés : de là des classifications contradictoires, et par conséquent une plus grande obscurité dans l'étude de cette maladie.

Pour trouver les élémens de quelques systèmes nosologiques, on doit remonter jusqu'à Celse. Avant cet auteur, la gale, ainsi que les diverses maladies squammeuses de la peau, se trouvait confondue sous la dénomination de *psora*.

Depuis Celse, et jusqu'à nos jours, la gale a été rangée successivement dans la cachexie, dans les maladies du tissu cellulaire, dans les oxygénèses, genre helmentèses, dans les affections locales, dans la classe des inflammations, etc.

Enfin Alibert est venu donner au moins un nom intelligible à cet amas de choses énigmatiques où gisait toute la science des médecins. Dès lors la gale eut une place distincte : elle ne fut pas sans doute reconnue la même pour tous ; mais il ne restait plus qu'à décider entre un très petit nombre d'opinions, et le problème se simplifiait.

Bientôt la gale fut désignée par des noms qui, malgré leur signification opposée, ramenaient la maladie à une identité réelle. Les trois ordres des vésicules, des pustules et des papules revendiquèrent la gale, et ce fut beaucoup de ne pas

devoir la chercher ailleurs. Ces distinctions ne reposaient ef-
fectivement que sur des symptômes propres aux diverses
phases de la même maladie, d'après son siége particulier
ou son degré de contagion.

Je crois avoir présenté, aussi succinctement que possible,
ce qu'il était indispensable de dire, pour arrêter les idées du
lecteur sur un sujet si long-temps litigieux en médecine.
Des considérations générales plus étendues deviendraient
surabondantes, et je me hâte d'entrer en matière. La méthode synthétique à laquelle j'ai recours, me paraît plus
convenable pour l'ordre et la clarté qui ne doivent jamais
manquer aux ouvrages populaires.

Etymologie. — Le mot gale reconnaît plusieurs étymolo-
gies, selon les auteurs. Les uns veulent qu'il soit dérivé de
galla, nom donné à des corps parasites se développant sur
certains arbres. D'autres trouvent dans le mot *callus*, qui si-
gnifie dureté, l'étymologie réelle. On comprend que l'analogie des mots n'est ici d'aucun secours, et qu'elle aboutit
seulement à de vaines recherches : c'est ce qui arrive toutes
les fois que la nature intime, la cause et le siége d'une maladie sont restés inconnus.

Classification tirée de la définition même de la maladie.

La gale se présente sous trois aspects distincts : 1° de vésicules discrètes ; 2° de papules ; 3° de pustules. On a vu, au
commencement de cet ouvrage, ce qu'il faut entendre par
ces mots ; mais l'importance de ce sujet est telle, que je vais
reproduire ces explications, en les rattachant spécialement
aux phénomènes caractéristiques de la gale ; cela est d'au-

tant plus indispensable, que les vésicules, les papules et les pustules servent d'intitulé, si on me passe cette expression, aux trois variétés de la gale : la classification viendra d'elle-même s'établir, après les définitions qui suivent.

Vésicules. — Elles sont, pour la gale, de petites élévations orbiculaires de l'épiderme, dépassant légèrement le niveau de la peau; elles s'élèvent et se multiplient plus ou moins rapidement; elles sont de la grosseur d'un grain de millet; leur forme est conique; il y a de la transparence au sommet, ce qui est dû à un liquide dont la teinte est rosée dans l'en-fance, et communément rougeâtre ou brunâtre chez les adultes. La base des vésicules est entourée d'un cercle in-flammatoire, ou elle se dessine sur un fond pâle; les vésicu-les, d'abord discrètes, sont ensuite confluentes.

Les *papules* sont de petites éminences de la peau, dont on aura une idée exacte, en se représentant, avec un peu d'exa-gération, celles qui donnent le nom à la *chair de poule*. Ob-servées dans la gale, elles sont petites, peu saillantes, appré-ciables au toucher; quelquefois on les trouve plus larges, plus saillantes, mais aplaties, et si elles ont été entamées par les ongles, ce n'est plus alors que la marque laissée par une goutte de sang desséché.

Les *pustules* consistent dans une élévation de l'épiderme sur une base inflammatoire. Elles affectent d'abord une forme vésiculaire; mais cette forme s'altère successivement jus-qu'au moment où, ne contenant plus de liquide, elle n'est plus qu'une véritable pustule, marquée par des croûtes épais-ses, jaunes, brunes et très adhérentes.

D'après cette description, il est évident qu'il ne reste plus qu'à donner à la gale la dénomination qui appartient à cha-cune de ses variétés. On saura donc d'abord, et cela est de toute importance, que la gale n'est pas une affection tou-

jours identique quant à sa forme ; qu'elle peut être vésiculeuse, papuleuse ou pustuleuse.

On comprend que tout le diagnostic de la gale repose sur
la connaissance parfaite des trois variétés que je viens d'indiquer. Dans la constatation d'une maladie, les méprises,
quelles qu'elles soient, sont en général d'une grande portée ; mais s'il s'agit de la gale, on peut d'un seul mot frapper
une famille d'effroi, ou lui laisser sa sécurité. Des médecins,
peu versés dans l'étude des maladies de la peau, ont souvent accusé à tort l'existence de la gale, la confondant avec
le *prurigo*, l'*eczema simplex*, etc, ; d'autres fois ils ont com-
mis une erreur non moins grave, en donnant à la gale,
qu'ils méconnaissaient alors, le nom d'une autre affection.

En parlant du diagnostic, je ferai voir qu'il ne peut s'établir qu'à l'aide des connaissances les plus exactes. Indépendamment des affections dont les symptômes offrent avec la
gale d'insidieuses ressemblances, cette maladie, bien qu'exis-
tant réellement, peut revêtir elle-même des formes trom-
peuses, qui ne sauraient abuser un médecin instruit.

*Symptomatologie ou signes caractéristiques de la gale, dans
ses trois variétés.*

Première variété. — Les noms divers qui ont été imposés.
à cette variété, sont les suivans : gale vésiculeuse, gale
lymphatique, gale aqueuse.

Il est indispensable de reproduire, en partie, ce qui a été
dit plus haut, sur les vésicules, les pustules et les papules ;
mais s'il y a des répétitions qui surchargent un texte sans né-
cessité, il en est d'autres qui ajoutent à sa clarté, et achè-
vent de graver dans la mémoire les choses déjà près de lui
échapper.

La gale vésiculeuse se juge à l'ensemble des signes que je vais indiquer :

Vésicules transparentes au sommet, un peu au dessus du niveau de la peau, et d'une densité variable ; volume comparable à la tête d'une très petite épingle ; couleur rosée dans l'enfance, rougeâtre chez l'adulte. La base se dessine quelquefois par une teinte inflammatoire ; les vésicules sont ordinairement discrètes : la chaleur ou le contact des surfaces tendent à en accroître le nombre.

A partir de la base des vésicules, est un sillon qui affecte une direction courbe ou droite. A l'extrémité de ce sillon existe un petit point blanc appréciable à l'œil nu : c'est là une remarque qu'il faut soigneusement noter.

La transparence des vésicules est due au fluide qu'elles contiennent ; la couleur de ce liquide offre des teintes souvent différentes. Du moment où la contagion a lieu, la gale vésiculeuse apparaît vers le quatrième ou cinquième jour chez les enfans ; pour les adultes, c'est du septième au huitième jour : la différence des saisons apporte à cet égard quelques modifications dans le développement de l'éruption. L'âge, le sexe, la nature de la profession, sont encore autant de causes qui s'opposent à ce que l'époque de l'invasion soit une chose invariable.

En effet, la gale contractée par un enfant ou un vieillard, se montrera plus ou moins tardivement. Quant à la profession, il est évident que la peau d'un forgeron opposera une disposition tellement rebelle à la contagion, qu'il sera difficile de lui assigner une date certaine.

Dès qu'elle s'est déclarée, la démangeaison devient très impérieuse ; elle est due aux vésicules qui surgissent dans les régions qui en sont le siége ordinaire, c'est à dire les aisselles, les jarrets, le pli des coudes, celui des fesses ; quant à la poitrine, l'épigastre, les cuisses et les parties supérieures du bras, les vésicules s'y montrent rarement.

D'après ce que j'ai dit du liquide que contiennent les vésicules, on croirait que ce liquide doit être doué du principe
contagieux ; il n'en est rien ; et cependant, lorsque les vésicules laissent épancher leur contenu, la peau s'irrite et s'en-
flamme dès qu'elle en est souillée : on verra bientôt où réside
la cause réelle de la gale.

SECONDE VARIÉTÉ. — *Gale papuleuse.*

On appelle encore celle-ci *gale terrible* et *prurigo.*

L'opposition des symptômes propres à chaque variété leur
donne un relief qui aide singulièrement la mémoire. Ainsi
les papules ne contiennent pas de liquide ; elles n'ont aucune
transparence. C'est bien aussi une petite éminence de la
peau, mais assez large, pointue, résistant au toucher, et
offrant au tact cette sensation râpeuse qui caractérise la
chair de poule.

Il y a ici une remarque importante à faire. Les traits sail-
lans que je viens d'indiquer, sont bien ceux qui caractéri-
sent la gale papuleuse, mais c'est en quelque sorte dans son
état de pureté. Il faut savoir que la forme des papules est
presque toujours changée par l'action des ongles.

Les papules résultent d'une lésion des pupilles de la peau,
et plus tard du corps réticulaire. La démangeaison intoléra-
ble qui est particulière à ce genre de gale, provoque l'irré-
sistible action des ongles, et c'est presque toujours lorsqu'ils ont déchiré le sommet des papules que l'observation
a lieu. Dans ce cas, tout est changé quant à l'aspect. On
voit çà et là des sillons rouges et allongés, situés dans l'in-
tervalle que laissent entr'elles de petites croûtes noirâtres,
qui ne sont autre chose que les papules déchirées, et ainsi
altérées dans leur forme primitive.

Les papules qui n'ont point été déchirées, amènent une desquammation légère. Leur nombre s'accroît en raison de l'ancienneté de la maladie. Elles durent quelquefois des années entières : alors on concevra que leur action sur le derme est portée au point d'y laisser des cicatrices qui, néanmoins, ne sont pas durables.

C'est dans ce genre de gale que la violence du prurit est devenue proverbiale. Le tourment auquel sont livrés les malades demande encore des mots assez énergiques pour le peindre. Sur toutes les surfaces occupées par la maladie, des milliers d'aiguillons brûlans semblent cribler la peau et y faire passer un torrent d'intolérables sensations ! Ne sait-on pas, en effet, que cette démangeaison de la gale papuleuse s'alimente d'elle-même ; qu'elle s'avive, s'accroît incessamment par les opiniâtres égratignures du malade.

Troisième variété. — *Gale pustuleuse.*

J'indiquerai également les synonymies de cette variété.

On l'a appelée *phlyzacia, grosse gale, gale vérolique.*

On la reconnaît à des signes qui contrastent assez fortement avec ceux des deux précédentes variétés. Ici ce sont de larges pustules, toujours entourées d'un cercle inflammatoire. Ces pustules, qui ont d'abord une forme vésiculaire, la perdent bientôt, ainsi que je l'ai dit précédemment. Les croûtes épaisses et jaunâtres qui résultent de leur dessèchement, sont un des caractères les plus tranchés qu'on puisse leur assigner. Ce dessèchement des pustules s'effectue par trois périodes distinctes : formation, suppuration, développement des croûtes.

Maintenant les pustules se reconnaîtront à leur forme spéciale, qui peut ressembler à celle de la fausse vaccine.

Après la formation des croûtes, il peut survenir de nouvelles pustules qui se dessèchent comme les premières, par une suite de phénomènes semblables.

En explorant le pourtour de la base des pustules, on finit par découvrir ce point blanc dont j'ai parlé en décrivant la gale vésiculeuse, et qui, je le répète, est d'une très grande valeur pathognomonique.

La démangeaison est bien moindre ici que dans les autres variétés. Le siége de la gale pustuleuse est sur les mains, sur les pieds, surtout aux environs des articulations, à la racine des orteils, principalement entre le doigt indicateur et le pouce, et aux poignets.

Si cette éruption se prolonge quelques semaines, la maladie envahit d'autres parties du corps.

Ce genre de gale est particulier à l'enfance, et on l'observe depuis l'âge de sept ans jusqu'à la puberté.

Après cet exposé, il est évident que la gale étant rapportée à trois états distincts, ayant chacun leur forme matérielle, il n'y aurait pas de classification possible pour cette maladie. J'ai dû procéder, en cette circonstance, par voie analytique. Il a fallu, en quelque sorte, décomposer la gale, en décrire les divers élémens qui, après tout, ne forment qu'une seule et même maladie. Cependant, selon l'opinion de plusieurs auteurs, il y aurait réellement plusieurs genres de gale. La discussion commence donc à ce point de dissidence. Je demande s'il était possible de décrire exactement une maladie, en présentant d'abord au lecteur les détails souvent abstraits de la controverse ?

Je crois avoir sauvé de rebutantes difficultés à ceux qui consulteront ce livre. En procédant du connu à l'inconnu, le lecteur se trouvera initié naturellement aux choses qui eussent d'abord été absolument inintelligibles pour lui. Le seul secours de la méthode aplanit tous les obstacles, dans les matières où la complication du sujet existe de fait. C'est ainsi que des idées précises peuvent être arrêtées sur les caractères de la gale, sur ses symptômes, qui, pour parler le langage vulgaire, sont le signalement d'une maladie. A l'aide des connaissances préliminaires qui viennent d'être exposées, on pourra aborder franchement la partie abstraite de ce sujet, c'est à dire celle qui se rapporte à l'étiologie.

Étiologie. — Avant la découverte, dont je parlerai bientôt, c'était l'observation seule qui assignait à la gale des causes diverses. Ainsi on avait reconnu, comme dans toutes les maladies, des causes prédisposantes, et des causes occasionnelles. Les premières se liaient aux tempéramens, à l'âge, au sexe, au climat; les secondes étaient constatées par des remarques spéciales, toujours les mêmes dans des conditions déterminées. On savait que la malpropreté, la misère, pouvaient amener la gale. Ensuite il fut démontré qu'elle était éminemment contagieuse par le contact; que les corps lanugineux, les vêtemens, les matelas, étaient des moyens certains de transmission.

Quelle que fût l'exactitude de ces observations, la gale demeurait toujours aussi mystérieuse, quant à sa nature intime : ses causes réelles étaient inconnues. Il n'y avait pas de classification possible, et cette maladie devenait, comme tant d'autres, le point de mire des opinions systématiques les plus opposées.

Tel était l'état de la science à cet égard, lorsqu'en 1812, M. Galès, ex-pharmacien de Saint-Louis, découvrit que la gale était due à un insecte, l'*acarus scabiei*. On conçoit la sensation que dut produire dans la science un fait qui venait illuminer la plus obscure des questions. Dès lors la gale rentrait dans l'ordre des maladies auxquelles la nosologie impose ses plus rigoureuses dénominations.

Cependant, avions-nous bien le droit de revendiquer la découverte de l'acarus, comme une des propriétés scientifiques de notre époque?

Au XIIᵉ siècle, *Avenzoar* décrivit l'insecte de la gale. Avant *Avenzoar*, il n'est pas possible de trouver chez les anciens quelques idées qui aient rapport à ce sujet.

Après *Avenzoar*, *Philippe Ingrassias* et *Gabucinus* jetèrent quelque jour sur l'étiologie de la gale, en parlant de l'insecte qu'ils avaient observé dans cette maladie.

Avant 1557, les Allemands avaient déjà un mot pour nommer le ciron de la gale.

En 1580, *Scaliger* donna aussi une définition du ciron de la gale.

En 1612, les médecins italiens reconnaissaient positivement dans *l'acarus* les causes immédiates de la gale.

En 1634, on trouvait, dans des ouvrages latins, la description de *l'acarus scabiei*.

En 1637, fut donnée la première figure de cet insecte.

En 1638, trente ans environ après la mort d'Aldrovande, on publia le traité qu'il avait composé sur les insectes, et dans lequel, sauf quelques doutes émis à ce sujet, cet auteur donne des détails très exacts sur *l'acarus*, sa présence sous l'épiderme, enfin sur le prurit qu'il occasionne.

En 1664, *Lorenzo*, qui écrivait en latin comme les auteurs de cette époque, donna une description très remarquable de *l'acarus*.

En 1687, *Bonomo* et *Cestoni* adressèrent au célèbre *Redi* une lettre, dans laquelle ils décrivirent soigneusement un ver qu'ils avaient trouvé dans les vésicules de la gale.

En 1702, *Cestoni*, dans ses *Transactions philosophiques*, parle de *l'acarus*.

En 1746, *Linnée* désigna *l'acarus* sous le nom d'*acarus humanus sub cutaneus*.

En 1757, *Nyander* prit pour sujet de sa thèse inaugurale, une observation de *Linnée* sur *l'acarus* humain.

En 1778, *Degeer*, après avoir fait un grand nombre de recherches sur les insectes du fromage, de la farine, donna une description de *l'acarus*, accompagnée de figures.

En 1786, *Vickman* confirma tous les faits connus sur *l'acarus*, et l'ouvrage qu'il donna sur ce sujet, contient un grand nombre d'expériences curieuses et décisives.

On voit, par ce relevé sommaire, que *l'acarus* n'est pas une découverte moderne. Le langage d'historien doit donner l'indépendance qui convient à un ouvrage tel que celui-ci. Je ne suis donc juge des travaux de personne, comme auteur ; mais, abstraction faite de ce titre, je m'empresse de rendre hommage à ceux qui ont bien mérité de la science.

Maintenant que nous voici arrivés à l'époque où **M.** *Galès* a le premier, parmi les modernes, parlé de *l'acarus scabiei*, on ne saurait donner trop d'éloges aux recherches savantes qui donnent à **M.** *Galès* une part de la gloire qui appartient à ses prédécesseurs. Cependant **M.** *Galès*, malgré le mérite incontestable de ses recherches, avait donné la description de l'insecte du fromage, et non celle du véritable *acarus*.

En 1834, **M.** *Raspail* releva cette erreur dans son Mémoire comparatif sur l'histoire naturelle de l'insecte de la gale. Le travail de **M.** *Raspail* remet en question l'existence réelle de *l'acarus*, et par conséquent la cause prochaine de la gale. C'est précisément parce qu'il fut démontré que **M.** *Galès* avait donné la description de l'insecte du fromage, et non celle de *l'acarus*, que personne ne voulut plus croire à ce dernier. On nia positivement son existence. Une foule d'auteurs recommandables s'expliquèrent à ce sujet de la manière la plus explicite. Je citerai seulement le nom des principaux ; cela me paraît d'autant plus utile, que les hommes dont je parle invoquent leurs propres travaux pour justifier leur incrédulité ; tels sont : MM. *Rayer, Lugol, Biett, Mouronval, Assélin de Cherbourg, Chevalier, Hein, Pétroz, Pelletier, Nysten, Alibert*, etc.

En 1834 (13 août), M. *Renucci*, élève en médecine, vint démontrer le premier, la présence de *l'acarus* : tous les doutes disparurent enfin devant d'irréfragables expériences.

Ce jeune homme avait observé en Corse, sa patrie, une pratique assez singulière, et très commune chez les femmes; cela consistait à extraire, au moyen d'une épingle, le ciron de la gale. M. *Renucci* s'empara de ce fait, et le fit servir à des recherches scientifiques, qui eurent le plus heureux succès. Il reconnut et démontra que *l'acarus* se trouve toujours, non dans les vésicules ou dans le fluide qu'elles contiennent, mais à l'extrémité d'un sillon qui, partant de la base des vésicules, monte vers le sommet en ligne directe ou en ligne courbe.

C'est donc à l'extrémité de ce sillon qu'on trouve le *point blanc* sur lequel j'ai appelé l'attention, en donnant la description de la gale vésiculeuse et pustuleuse. *L'acarus* est logé sous l'épiderme, à la place occupée par le point blanc. En déchirant l'épiderme avec un instrument convenable, on est certain d'extraire *l'acarus*. Il faut pour cela que l'instrument marche en labourant, à partir d'une demi-ligne du point blanc, afin d'arriver à *l'acarus* sans le blesser. Alors il apparaît sous la forme d'un grain de fécule. Si on le dépose sur un corps poli, après être resté un moment immobile, il finit par se mouvoir avec rapidité, et on peut l'observer parfaitement à l'œil nu.

Des expériences publiques ont été faites par M. *Renucci*, à l'hôpital Saint-Louis, en présence d'Alibert, d'un nombreux concours de médecins et d'élèves. Ces expériences furent répétées dans diverses circonstances, soit à l'Hôpital Saint-Louis, soit à celui de la Charité, devant les hommes les plus dignes d'entraîner, par leur témoignage, la conviction générale.

Malgré qu'on ne puisse contester maintenant l'existence de *l'acarus*, cette découverte ne satisfait pas encore complètement les hommes à idées consciencieuses et exactes. Je vais donner quelques développemens à mon opinion sur ce sujet.

Il est reconnu que la gale peut se déclarer spontanément. On l'a vue survenir chez des personnes qui semblaient à l'abri de toutes les causes qui la produisent ordinairement. Il y a donc, dans ce cas, une disposition particulière et inconnue de la peau. D'ailleurs il existe des faits assez nombreux, recueillis dans les hôpitaux, en faveur du développement spontané de la gale. On fait tomber, par une seule objection, tous les raisonnemens de ceux qui nient encore cette proposition. On demande de qui le premier galeux tenait sa maladie?

Si on retrouve constamment *l'acarus* dans la gale spontanée, n'est-on pas autorisé à conclure qu'il n'est plus la cause de la maladie, mais seulement un de ses produits. Ce n'est pas tout : en admettant ce fait sans restriction, rien ne démontrerait comment la contagion peut s'établir par le simple contact, puisque *l'acarus* et ses œufs ne se rencontrent que sous l'épiderme. Ensuite pourquoi le trouve-t-on plus ordinairement dans une gale récente que dans une gale ancienne?

Je crois pouvoir hasarder ici une de ces hypothèses qui paraissent si près de la vérité, qu'elles ne répugnent pas au raisonnement le plus sévère. Est-ce que le principe contagieux de la gale ne serait pas une émanation de *l'acarus scabiei?* En effet, ce principe inconnu existe sans atmosphère, puisque son action s'exerce par le seul contact. Il résulterait de cette théorie, que l'acarus, étant placé dans une disposition favorable, instillerait sur la peau une humeur, ou, si l'on veut, un venin à la manière de plusieurs insectes possédant une sécrétion semblable.

Alors on comprendrait comment la gale peut se développer spontanément. J'admets certainement qu'on se rende compte autrement de l'éruption spontanée de la gale ; mais

si le mode d'explication seul peut changer , si le fait princi-
pal sur lequel repose mon hypothèse, doit rester le même,
alors mon opinion aura servi de point de départ à la vérité ,
et c'est à ce titre que je la revendique pour l'avenir.

Diagnostic. — Le diagnostic de la gale ne peut être établi
que d'après la comparaison entre cette maladie et celles qui
s'en rapprochent par une analogie marquée. Cette partie de
l'histoire de la gale serait inintelligible pour le lecteur, s'il
n'avait pas ses idées bien arrêtées sur les diverses variétés de
cette affection. Les signes particuliers appartenant à chacune
de ces variétés, sont autant de types à l'aide desquels les
fausses ressemblances ne peuvent plus imposer : cette évi-
dente vérité va jaillir, en quelque sorte, des oppositions suivantes.

Prurigo, maladie la plus res-
semblante à la gale.

Le prurigo appartient à l'ordre
des *papules*.

Le siége est ordinairement au
dos, sur les épaules, aux extré-
mités, dans le sens de l'extension.

Les papules du prurigo étant
déchirées, leur sommet n'est autre chose qu'une petite croûte
noirâtre, formée par du sang
desséché.

Dans le prurigo, les boutons
sont long-temps à l'état papuleux,
sans déceler aucune propriété
contagieuse.

La gale à celui des *vésicules.*

La gale se déclare aux doigts,
aux poignets, au ventre, au pli
des articulations.

Lorsque les vésicules de la gale
sont déchirées par l'action des
ongles, au lieu d'une croûte
comme celle du prurigo, il n'y a
qu'une squamme épidémique qui
surmonte la vésicule.

Dans la gale, les vésicules sont
promptement contagieuses, dans
un temps déterminé.

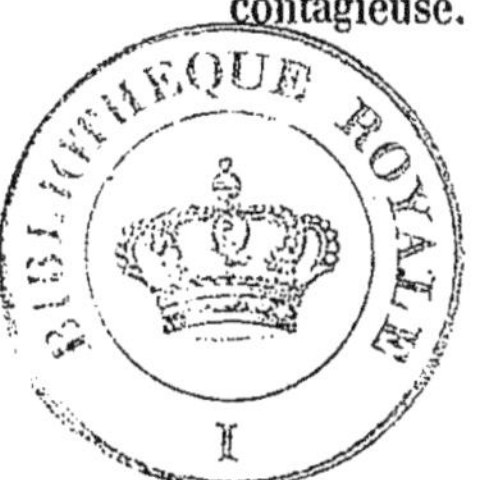

Leur forme est un peu aplatie. Ils ne laissent point voir une sorte d'exsudation ou moiteur.

Dans le prurigo, la démangeaison est vive, âcre et intense, et elle s'accroît sans rémission par l'action des ongles.

Leur forme est pointue, et leur exsudation est appréciable.

Dans la gale, la démangeaison n'est pas une sensation aiguë ; elle ne devient insupportable que par sa continuité. Si elle ne s'apaise pas sous l'action des ongles, elle est au moins remplacée par une sensation agréable.

L'*eczema simplex* est une maladie vésiculeuse comme la gale. Ces vésicules sont aplaties, agglomérées, nombreuses.

Les vésicules de la gale sont acuminées et ordinairement discrètes.

L'eczéma n'est pas contagieux, du moins dans la plupart des cas. Le prurit de l'eczéma est une cuisson générale.

La gale est éminemment contagieuse.

Le prurit de la gale est local ; il se fait sentir seulement par exacerbations.

L'*eczema rubrum* peut être pris pour la gale. D'ailleurs, il y a cela de remarquable, que c'est une maladie vésiculaire qui complique quelquefois la gale accidentellement.

Vésicules réunies en groupes et enflammées.

Les vésicules de la gale n'ont aucune ressemblance avec celles-ci.

Leur siége est aux parties où la transpiration est la plus abondante, où les poils et les follicules cutanés abondent : comme aux aisselles, aux oreilles, au front, aux parties génitales.

Les redites, sur le siége de la gale, sont inutiles.

Il y a plutôt cuisson que véritable prurit.

Le prurit de la gale est bien connu.

Les vésicules de *l'eczema rubrum* donnent fréquemment lieu à la formation de concrétions squammeuses plus ou moins étendues.

Le *lichen simplex* peut quelquefois simuler la gale.

Sa forme primitive est papuleuse.

La couleur des papules ne diffère pas de celle de la peau.

Le *lichen simplex* occupe la face dorsale des mains et le côté externe des membres.

Le lichen n'est pas contagieux.

Le *lichen urticatus* a des papules étendues, larges, saillantes, volumineuses, blanches ou accompagnées d'une aréole rosée. Elles s'observent principalement chez les enfans, les jeunes gens, et pendant les mois les plus chauds de l'année.

Leur siége est à la face, au cou, quelquefois aux membres.

Ces papules sont souvent fugaces.

Rien de semblable dans la gale.

La gale est une affection vésiculeuse, et là couleur des vésicules est un peu rosée.

La gale a son siége entre les doigts, aux plis des articulations.

La contagion est le cachet réel de la gale.

La forme des vésicules de la gale est suffisamment connue.

La gale ne se montre jamais au visage.

Les vésicules de la gale sont très persistantes.

Telles sont les maladies qui peuvent réellement rendre le diagnostic de la gale plus ou moins difficile à établir. Je ne pense pas qu'il soit rationnel de chercher, dans d'autres maladies, des comparaisons forcées pour les rapprocher de la gale, et trouver ainsi des analogies absolument illusoires.

Quelques auteurs mettent au nombre des affections qui

peuvent simuler la gale, l'*impétigo* et l'*ecthyma*. Le lecteur verra plus tard, par la description de ces maladies puruleuses, qu'il y a, entre leurs symptômes nombreux et ceux de la gale, une ligne de démarcation bien tranchée.

En torturant un texte, quel qu'il soit, on arrive sans doute à établir une sorte de connexion entre les choses les plus éloignées; mais ce genre de travail suppose tout au plus la manie de l'érudition, et il est essentiellement ennemi de la méthode philosophique, qui est l'âme des livres élémentaires ou populaires.

Cela posé, je dirai que l'impétigo en particulier occupe une place remarquable dans l'histoire des maladies de la peau; il serait bien difficile de confondre, avec la gale, les affections de ce genre. La même remarque subsiste pour l'ecthyma. Quant aux scrofules et à la syphilis, je noterai seulement ici pour mémoire les ressemblances qu'on a prétendu trouver entre ces maladies et la gale; toute discussion sur ce sujet serait absolument superflue.

Pronostic. — La gale est une maladie ordinairement exempte de gravité; les chances fâcheuses qu'elle peut présenter résultent de diverses complications. Il est évident que si elle se développe sur des individus dont la constitution est affaiblie par la misère, un état cachectique ou d'autres causes semblables, on doit craindre une issue fâcheuse.

Si la gale existe concurremment avec d'autres maladies, ce genre de complication ne survient guère qu'à la suite de certains traitemens. Il n'y aurait donc, dans ce cas, que des accidens particuliers sur-ajoutés à la gale, mais non une sorte de fusion de cette maladie avec une autre. Je pense qu'on doit entendre ainsi ce qu'on appelle complication de la gale. Quant à la rétrocession, c'est à dire cette disparition subite qualifiée dans le monde de gale rentrée, les auteurs les plus estimables n'y croient pas. On ne peut comprendre la rétrocession de la gale que d'une seule manière ; c'est en admettant, par exemple, qu'il existe avec cette maladie une phelgmasie interne assez grave pour dominer les symptômes de la gale et les faire disparaître momentanément ; mais ce n'est pas là ce que le vulgaire entend par ces gales rentrées qui constituent, selon lui, un état chronique sans limite, et auquel il rapporte les maladies les plus bizarres. La conversion de la gale en une autre affection, est également une idée systématique que l'observation sévère ne saurait confirmer.

Il est reconnu aujourd'hui que la gale ne se termine jamais spontanément. Lorsqu'on a cru la voir apparaître comme une crise favorable dans des maladies différentes, on s'est laissé abuser par les symptômes primitifs de ces maladies, qui n'avaient, avec la gale, que plus ou moins d'analogie.

J'insiste sur ces divers points de doctrine, puisque le pronostic ne saurait s'établir sous l'influence de croyances erronées. Comment, en effet, juger une maladie et annoncer sa terminaison si on croit à des phénomènes chimériques ?

On voit, par ce rapide aperçu, que nous sommes arrivés au moment de reconnaître, dans la gale, une maladie identique ; qu'il n'y a pas plusieurs sortes de gales, mais qu'on connaît des variétés qui sont des nuances de la même affection.

Cependant, la gale pouvant donner lieu à de véritables dégénérescences, les maladies papuleuses, vésiculeuses, pustuleuses, qui peuvent lui succéder, offrent alors d'insurmontables difficultés pour la classification générale des affections cutanées ; c'est seulement en ce sens qu'il faut entendre ce que j'ai dit au sujet de la classification vraiment impossible, lorsque le caractère primitif d'une maladie, par une transformation subite, laisse cette maladie absolument sans nom dans la nosologie.

La durée de la gale est ordinairement de dix jours; elle peut se prolonger plusieurs mois, mais c'est avec les complications dont on vient de parler.

Traitement. — La nomenclature des remèdes employés contre la gale est une des plus riches et des plus bizarres. A toutes les époques, l'empirisme a été inépuisable dans le nombre de ses médications. Il est indispensable d'établir ici une division, afin que les idées puissent se classer au milieu de l'effrayante polypharmacie qui se rattache au traitement de la gale.

Tous les remèdes imaginés contre la gale peuvent être compris dans les quatre dénominations suivantes : *lotions*, *frictions*, *bains*, *fumigations*. Ces diverses médications n'ont pas toutes la même valeur. J'indiquerai d'abord, dans chaque division, les formules les plus usitées et sanctionnées par l'expérience. Je noterai ensuite, pour mémoire, quelques uns des médicamens qui se rattachent à la partie historique du traitement de la gale : ce sera peut-être là un moyen de parler, sans confusion, de tous les médicamens à peu près abandonnés et de ceux qui sont restés dans le domaine de la pratique.

Traitement préliminaire. — Avant l'emploi des moyens regardés comme curatifs, il y a un traitement préparatoire qu'on ne peut absolument négliger, attendu les nombreuses indications qui le réclament impérieusement.

Ainsi on administrera des bains à certains malades, afin de les soustraire, au moins en partie, à l'action trop irritante des remèdes. Ce moyen sera surtout très convenable pour les femmes, les enfans.

La saignée, les boissons légèrement laxatives ou simplement délayantes, seront des moyens indispensables chez les sujets pléthoriques sanguins, et par conséquent disposés aux affections inflammatoires.

MOYENS SPÉCIAUX. — *Des lotions.*

On doit mettre en première ligne le solutum alcalin de Dupuytren; il se compose de quatre onces de sulfure de potassium (120 grammes), dissous dans une livre et demie d'eau (750 grammes), avec addition d'une demi-once d'acide sulfurique (15 grammes).

On peut remplacer le sulfure de potassium par ceux de chaux ou de sodium.

On fait des lotions deux fois par jour sur les parties où existent les vésicules; la guérison a lieu ordinairement en quinze ou dix-huit jours.

Je ferai remarquer que ce moyen ne souille pas les vêtemens comme les pommades; mais, s'il procure souvent des succès, il a l'inconvénient de causer de vives cuissons et d'enflammer les vésicules. Ce genre d'accident m'a engagé à modifier la composition de cette lotion en y ajoutant une demi-livre d'eau et quelquefois plus.

Ces lotions étaient employées aussi par Alibert; elles se trouvaient préparées dans des bouteilles cachetées, étiquetées n° 1, n° 2. La première contenait le sulfure de potassium, et la seconde l'acide sulfurique étendu d'eau. Pour s'en servir on verse dans une cuvette de l'eau bouillante; on la remplit au trois quarts, on ajoute la valeur d'un petit verre à liqueur de chacune des bouteilles n° 1 et n° 2; on agite le mélange et on lotionne les vésicules à l'aide d'un linge.

Cette lotion est à peu près la seule qui doit être regardée comme acceptable dans la pratique; on verra, dans mon formulaire, les autres préparations qui ont été préconisées.

Médicamens à noter pour mémoire.

Le goudron, à la dose de 15 grammes dans 30 grammes d'axonge, a été préconisé dans les galeś invétérées : 8 grammes matin et soir.

On a quelquefois ajouté le laudanum à cette préparation, à la dose de 30 grammes.

La pommade de Willan, dont la base est le carbonate de potasse et le sulfure rouge de mercure.

La pommade de Werloof, qui se compose de proto-chlorure de mercure, cent parties sur deux cent cinquante d'onguent rosat.

Les frictions avec l'huile d'olive, moyen hautement préconisé par Delpech.

La méthode ectrotique, consistant dans la cautérisation des vésicules par le nitrate d'argent; on les ouvre aussitôt leur apparition.

Bains. — Les bains d'eau servent de simples moyens auxiliaires aux autres médications; on doit les prendre tous les trois ou quatre jours; lorsque les bains sont destinés à servir de moyen curatif, alors ils contiennent les substances capables de produire la guérison.

Les remèdes de ce genre sont assez bornés; le soufre et les préparations les composent presqu'uniquement.

Le sulfure de potasse fait la base des bains contre la gale; on prend quatre onces à une demi-livre de sulfure de potasse (125 à 250 grains), eau q. s. pour un grand bain; on doit se servir d'une baignoire en bois; on commence par faire dissoudre le sel dans deux ou trois litres d'eau bouillante, puis on le mêle au reste du bain.

Les bains savonneux ont été aussi employés contre la gale;

dans ce cas., il faut une livre (500 grammes) pour huit voies d'eau ; mais il est douteux que la gale puisse guérir ainsi.

Quant aux autres bains anti-psoriques, ils ont pour base les décoctions de différentes substances végétales : racines , feuilles , etc. Ces moyens font partie d'une longue liste de remèdes plus ou moins connus, et dont la description ne doit pas surcharger la mémoire du lecteur.

Fumigations. — Ce remède de médication avait excité, dans l'origine, un enthousiasme qui n'a pas été de longue durée ; les fumigations ont été bientôt jugées d'après leur valeur réelle : on a vu que c'était un moyen auxiliaire comme les bains. Ensuite, en admettant qu'elles pussent seules constituer un traitement de la gale, les malades pourraient bien rarement supporter la fatigue qu'elles occasionnent ; car un traitement de ce genre ne dure pas moins de trente jours.

C'est encore au soufre qu'il faut recourir pour composer les fumigations anti-psoriques ; cette substance est alors à l'état d'acide sulfureux. On a imaginé, pour mettre la vapeur sulfureuse en contact avec la peau, un assez grand nombre d'appareils. Un des avantages de ce moyen est de ne pas salir le linge et d'être sans odeur ; mais, indépendamment du temps que réclame ce traitement, il est contre-indiqué pour un grand nombre de malades.

Ainsi, les personnes faibles, comme les femmes, les enfans, celles qui ont quelques lésions du cœur ou des phlegmasies chroniques de la poitrine, ne sauraient être traitées d'après cette méthode.

La durée de chaque fumigation est en général d'une demi-heure ; la dose du soufre de deux à trois gros (8 à 12 grammes) ; les détails relatifs aux appareils employés pour cet usage ne sauraient trouver place ici.

Malgré que le nombre des médications destinées à guérir la gale, forme une sorte de pharmacopée spéciale, on verra

bientôt que les remèdes constatés par l'expérience sont as—
sez limités.

Si on excepte quatre ou cinq substances particulières, le
médicament qui tient le premier rang dans le traitement de
la gale, c'est le soufre et ses préparations. Est-ce donc là un
spécifique, et doit-on lui accorder ce titre sans restriction?
Les remarques suivantes répondront à cette question.

D'après les expériences de M. Albin Gras, il résulte que
cette substance n'est pas celle qui fait périr l'*acarus* le plus
promptement. Cet insecte, couvert de fleurs de soufre, a
vécu plus d'une heure; soumis à la vapeur de ce médicament,
dégagée par combustion, il vivait encore au bout de seize
heures.

Il n'a vécu dans l'eau de chaux que	3/4 d'h.
Dans une solution de carbonate alcalin,	20 min.
Dans le vinaigre et l'alcool à 20 degrés,	20
Dans une solution de sulfure de potasse,	12
Dans l'essence de térébenthine,	9
Dans une solution d'hydriodate de potasse,	4 à 6

D'après ces comparaisons on croirait que la solution d'hy—
driodate de potasse est le remède qui doit avoir le plus de
succès contre la gale; cependant c'est ce que l'observation
ne confirme pas. Ainsi les préparations sulfureuses, et principalement la pommade d'Helmerick, conservent le premier
rang comme agens curatifs.

Lorsque les préparations sulfureuses produisent des érup-
tions accidentelles au début du traitement, ou si une autre
affection cutanée complique la gale, on doit alors modifier les
doses du soufre; il faut même interrompre l'usage de ce médicament pendant quelque temps, lorsqu'il existe des pustules d'impétigo ou d'ecthyma : que ces pustules soient primi-
tives ou secondaires, ou qu'il survienne tout autre accident

inflammatoire de la peau , on a recours alors aux bains , aux boissons délayantes acidulées ; la saignée et des laxatifs peuvent devenir nécessaires quelquefois.

Le traitement de la gale, ainsi étudié dans les divers élémens qui le composent, se trouvera ramené à son plus grand état de simplicité ; on pourra, d'un coup d'œil, faire la part des médicamens éprouvés, et celle qui indique seulement ce luxe stérile de tant d'agens réputés spécifiques.

C'est uniquement par la méthode qu'on arrive à de tels résultats; elle guide fidèlement l'intelligence, fixe la mémoire, et aplanit alors les difficultés qui eussent rebuté à jamais le plus grand nombre des lecteurs.

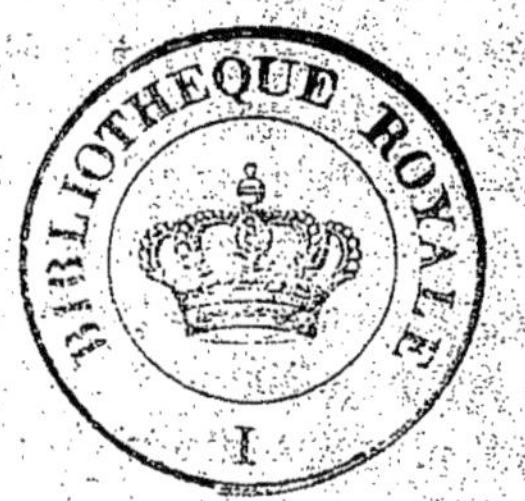

BIBLIOTHEQUE ROYALE
I

www.ingramcontent.com/pod-product-compliance
Ingram Content Group UK Ltd.
Pitfield, Milton Keynes, MK11 3LW, UK
UKHW020107100726
13658UKWH00005B/2006